L. A. Gemy

A propos
de
végétations extra-génitales

Elibron Classics
www.elibron.com

Elibron Classics series.

ISBN 0-543-69135-7 (paperback)
ISBN 0-543-69134-9 (hardcover)

This Elibron Classics Replica Edition is an unabridged facsimile of the edition published in 1893 by Adolphe Jourdan, Alger.

A PROPOS

DE

VÉGÉTATIONS EXTRA-GÉNITALES

PUBLICATIONS DU DOCTEUR GEMY

DE L'HOPITAL CIVIL D'ALGER. — *Étude sur sa reconstruction*. — 1868. — Brochure publiée en collaboration avec M. le professeur BRUCH. — DUBOS, éditeur, Alger.

ÉTUDE SUR LA PROPHYLAXIE DE LA VARIOLE. — 1879. — Brochure, JOURDAN, éditeur, Alger.

LEÇON D'INAUGURATION DU COURS COMPLÉMENTAIRE DE CLINIQUE DES MALADIES SYPHILITIQUES ET CUTANÉES. — 1883. — JOURDAN, éditeur.

LA SYPHILIS ET LA THÉORIE PARASITAIRE. — Leçon d'ouverture de l'année scolaire 1885. — Brochure, JOURDAN, éditeur.

SUR LA VIRULENCE DU BUBON CHANCREUX. — Mémoire inséré dans les *Annales de dermatologie et de syphiligraphie*. — 2e série, tome VI.

DEUX CHAPITRES DE PATHOLOGIE GÉNÉRALE SUR LA SYPHILIS. — Leçon d'ouverture 1887-88. — Brochure, JOURDAN, éditeur.

VERRUES CONFLUENTES DES DEUX JAMBES. — *Annales de dermatologie et de syphiligraphie*. — 1887, Page 92.

1° DERMATITE EXFOLIATRICE GÉNÉRALISÉE PRIMITIVE;
2° CHANCRE SYPHILITIQUE HERPÉTIFORME DE LA LÈVRE INFÉRIEURE. — Communications à la société française de Dermatologie insérées dans son *Bulletin*. — N° 3, 1890.

L'ENSEIGNEMENT DE LA DERMATOLOGIE. — *Son importance*. — Leçon d'ouverture 1890-91. — *Bulletin médical de l'Algérie*. — N° 2, 1er décembre 1890.

FACTEURS DE GRAVITÉ DE LA SYPHILIS. — *Syphilis et Paludisme*. — Mémoire inséré dans le *Bulletin médical*, n° 79. — Paris, 4 octobre 1891.

ÉRUPTIONS IODURIQUES SÉRIEUSES. — Mémoire inséré dans les *Annales de Dermatologie*. — 3e série, tome II, page 641.

VERRUES CONFLUENTES DU SCROTUM. — Mémoire inséré dans le *même recueil*, 1891. — Page 855.

AFFECTION PARASITAIRE DU PIED, *analogue sinon identique à la maladie dite de Madura*. — Mémoire en collaboration avec le docteur H. VINCENT, médecin aide-major de 1re classe, attaché au laboratoire de bactériologie de l'hôpital militaire du Dey (Alger). — *Annales de Dermatologie* et *Bulletin de la société de Dermatologie*, 1892.

TRAITEMENT DE LA SYPHILIS. — 1re Partie : TRAITEMENT GÉNÉRAL. — Leçons du 1er semestre de l'année scolaire 1892-93, publiées par le *Bulletin médical de l'Algérie*, nos de mars et suivants.

A PROPOS

DE

VÉGÉTATIONS EXTRA-GÉNITALES

PAR

LE DOCTEUR GEMY

CHARGÉ DU COURS DE CLINIQUE COMPLÉMENTAIRE
DES MALADIES SYPHILITIQUES ET CUTANÉES

A L'ÉCOLE DE PLEIN EXERCICE DE MÉDECINE ET DE PHARMACIE

D'ALGER

ALGER
ADOLPHE JOURDAN, LIBRAIRE-ÉDITEUR
4, PLACE DU GOUVERNEMENT, 4

—

1893

A PROPOS

DE

VÉGÉTATIONS EXTRA-GÉNITALES

S'il est une maladie d'observation banale, c'est bien celle qui est constituée par ces petites tumeurs que le vulgaire dénomme *végétations* et que la science décrit sous le nom de *condylomes acuminés*.

Et cependant, alors que les recherches microbiennes si fécondes de ces dernières années ont singulièrement élucidé les notions étiologiques de la plupart des affections infectieuses, virulentes ou proliférantes, les traités classiques les plus récents s'en tiennent, en ce qui concerne les végétations, aux notions acquises il y a une quinzaine d'années.

Je n'ai pas la prétention de combler cette lacune que je me borne à signaler.

Mais, ayant eu l'occasion d'observer quelques faits assez curieux que je vais rapporter, je tenterai une mise au point, pour me servir de l'expression courante, de cette intéressante question aussi bien au point de vue de l'étiologie que de la pathogénie, du siège et du traitement.

C'est ainsi qu'à propos du siège des végétations, généralement cantonné dans la zone ano-génitale, j'apporte deux faits dans lesquels elles occupaient une tout autre région et dont l'un également, à propos de l'étiologie, témoigne que l'irritation produite par un liquide plus ou moins vénérien, pathologique ou physiologique, n'est pas indispensable pour provoquer leur production.

D'ailleurs, tous les auteurs, bien qu'en assignant les organes génitaux et l'anus comme sièges presque exclusifs des végétations, ont soin d'ajouter ces mots restrictifs :

« Le siège *de prédilection*..., etc............ (Zeisll, Wharton);
» Elles siègent *le plus souvent*............. (Duday);
» *Habituellement* elles occupent........... (Rollet);
» C'est *surtout* la région ano-génitale....... (Cullerier);
» On les rencontre *la plupart du temps*...... (Duhring);
» Le papillome siège *presque exclusivement*.. (Ed. Lesser);
» Le siège *le plus fréquent*................ (A. Martin); » etc.

Tous les auteurs, dont je pourrais allonger la liste, admettent donc la possibilité, rare sans doute, du développement des végétations sur d'autres points que la zone habituelle.

C'est ainsi qu'on en a signalé sur l'ombilic, la conjonctive, le conduit auditif, le mamelon, la face inférieure de la langue, la bouche (Duhring), les aisselles, entre les orteils, la muqueuse pituitaire (A. Martin) et la partie inférieure de la cloison nasale, à la face interne des lèvres. Jullien a vu « la muqueuse labiale et celle de la luette donner naissance à un très petit chou-fleur. »

Le Professeur FOURNIER a signalé toutes ces localisations dans sa Leçon *sur les végétations*, publiée par la *Semaine Médicale* (22 décembre 1881).

Mais toutes ces régions sont, ou peuvent être baignées par des liquides physiologiques ou pathologiques et la production de végetations, dont elles peuvent devenir le siège, ne sort pas de l'étiologie communément assignée.

Ma seconde observation échappe complètement à cette étiologie et j'en ferai tout à l'heure ressortir toute l'importance.

I

Dans le courant de cette étude je me servirai du terme : *Végétations,* trouvant ce mot, employé par le vulgaire, plus pratique, plus court, plus expressif, mieux approprié, que le terme : *condylome acuminé,* prêtant à confusion avec le condylome syphilitique et le condylome produit par le chancre simple de l'anus.

OBSERVATION I

Végétations de la bouche

Un jeune indigène de 20 ans, Mohamed ben A..., entre à la clinique Dermato-syphiligraphique de l'École de médecine d'Alger, le 12 mai 1887, avec des petites tumeurs de la bouche qui gênent la mastication.

Les commémoratifs, comme cela arrive toujours avec les indigènes, sont des plus obscurs.

Le malade fait remonter le début de l'affection à six mois. C'est au niveau de l'embouchure du canal de Sténon de la joue gauche que les premières tumeurs auraient fait leur apparition. Puis elles auraient successivement gagné toute la surface actuellement envahie. Il ne croit pas qu'une seule tumeur ait disparu depuis le commencement de leur développement.

En même temps qu'elles augmentaient de nombre, elles augmentaient de volume, si bien que la mastication en était devenue laborieuse.

Quoi qu'il en soit, à son entrée je constate sur toute la muqueuse qui tapisse les joues, les gencives, les lèvres, la luette, toute la voûte palatine ainsi que la langue, une quantité de petites tumeurs pédiculées de la dimension d'un petit pois à un pois chiche, présentant la forme d'un petit chou-fleur, tel que le décrit Jullien.

La surface de chacune de ces tumeurs est d'une coloration blanchâtre, coloration due sans doute à la macération de l'épithélium qui tapisse ces tumeurs, par les liquides buccaux. J'estime à une centaine le nombre de ces végétations. Le pédicule est proportionné au volume de la tumeur qu'il supporte c'est-à-dire à la moitié environ.

Ces végétations n'étaient pas douloureuses, l'état général toujours excellent.

Le traitement employé, eu égard au siège et au nombre des tumeurs, fut leur cautérisation au moyen d'une solution concentrée de nitrate d'argent (1 sur 20). Le résultat étant nul je me proposais d'en exciser quelques-unes aussi bien pour en faire l'étude histologique, que pour tenter une cure radicale lorsque le malade, redoutant une opération dont il s'exagérait l'importance, quitta l'hôpital, le 11 juin, sans que le nombre ou l'état de ces petites tumeurs se fût modifié.

Je ne donne cette première observation qu'à titre de curiosité clinique comme nombre et comme siège de ces végétations.

L'observation suivante est autrement intéressante et instructive.

OBSERVATION II

Végétations du cuir chevelu

M. X...., 35 ans, bonne constitution, voyageur de commerce, de passage à Alger, vient me consulter, le 18 juin 1892, pour une affection qui le gène et le préoccupe beaucoup.

Il n'a jamais eu de chancre, mais a eu plusieurs blennorrhagies. Ainsi que le comportent les exigences de sa profession, il boit mais sans excès et je ne constate aucun stigmate d'alcoolisme.

Il y a 18 mois, étant à Paris et se faisant couper les cheveux, il sentit une légère douleur que lui occasionnaient la brosse et le peigne avec lesquels l'artiste, à qui il avait confié sa tète, frictionnait celle-ci pour parachever son opération. Quinze jours après, apparaissait une première tumeur sur la bosse frontale gauche, au niveau de la lisière du cuir chevelu.

Lorsqu'il s'en aperçut, la tumeur avait déjà la dimension d'une lentille et instinctivement, bien qu'elle ne lui occasionnât qu'un sentiment de gêne, il la gratta et l'arracha à plusieurs reprises, provoquant chaque fois une petite hémorrhagie.

Bientôt une grande partie du cuir chevelu était envahie.

Le médecin consulté lui conseilla une pommade dont il ignore la composition.

Naturellement, la pommade ne donna aucun résultat, les végétations continuèrent à pulluler et le malade, devenu fataliste pour un moment, s'en remit au temps du soin de l'en débarrasser.

Le temps n'ayant pas plus de succès que la pommade, les tumeurs augmentèrent de nombre et de volume, occasionnant ainsi, sinon de la douleur, au moins de la gène ; le malade, comme je l'ai dit plus haut, de passage à Alger et croyant à une affection syphilitique, vient me prier de le débarrasser de cet encombrement papillomateux, aussi bien par *un traitement dépuratif* que par un traitement local.

Au moment de mon examen l'état du malade était le suivant :

La végétation primitive, celle que je considère comme la *végétation mère*, située sur la bosse frontale gauche dans l'angle formé par la lisière du cuir chevelu, a la dimension d'une pièce de vingt centimes en argent. Elle est aplatie et largement pédiculée.

Sur toute la surface du cuir chevelu, aussi bien au sommet que sur les parties latérales et postérieures, on peut compter une centaine de végétations, quelques-unes isolées, la plupart groupées au nombre de quatre à six formant de véritables petits bouquets disséminés.

Mais ce qu'il y a de remarquable, c'est que toutes ces végétations *filles*, plus ou moins développées, présentent la même forme.

Elles ont la dimension d'une lentille allongée, ovale, aplatie transversalement, aplatissement qui n'est pas produit par pression réciproque, puisqu'elles sont distantes les unes des autres de plusieurs millimètres et ayant leur sommet découpé, dentelé exactement comme la crète de coq classique du sillon balano-préputial. Leur corps est d'un rouge vif et leur sommet d'un gris cendré. Ces végétations mesurent en hauteur et en largeur de quatre à cinq millimetres, avec deux millimètres d'épaisseur.

Une seule ne présente pas les mêmes caractères. Elle siège au niveau de la bosse occipitale droite, c'est-à-dire exactement aux antipodes de la végétation mère.

Comme elle, elle a la dimension d'une pièce de vingt centimes en argent; elle est granuleuse, aplatie avec une saillie de deux millimètres et largement pédiculée.

On dirait une deuxième végétation mère, ou tout au moins la première des végétations filles, car c'est d'elle qu'ont dû procéder toutes celles qui siègent à la nuque.

Le malade se rend parfaitement compte de la genèse de tous ces papillômes. Il raconte qu'à la suite de chaque arrachement de l'un d'eux, c'est-à-dire de ceux qui avaient suivi le développement de la mère, il en poussait tout autour, et c'est ainsi que les bouquets se sont produits, transformant son cuir chevelu en jardin anglais.

Un camarade lui ayant conseillé, en presence de l'échec des traitements antérieurs, de les cautériser au nitrate acide de mercure, il ne veut rien tenter sans avoir, au préalable, mon avis.

Je n'ai jamais vu de végétations, car les tumeurs que présente ce malade ne sauraient laisser aucun doute sur leur nature, occuper le cuir chevelu.

Au moyen d'une curette tranchante, j'enlève les deux végétations polaires, c'est-à-dire celle qui siège sur la bosse frontale gauche et celle de la bosse occipitale droite.

Comme, d'une part, il m'est impossible de procéder en une seule séance au curetage complet de la tête et que, d'autre part, le malade repart le lendemain pour continuer ses tournées professionnelles, je l'engage, pour tenter la cure définitive, à saupoudrer le cuir chevelu avec la poudre que j'emploie exclusivement depuis plusieurs années dans le traitement des végétations ano-génitales de moyenne grosseur, poudre composée par parties égales de poudre de sabine et d'acide salicylique.

J'ai soin, du reste, de le prévenir que je ne fais pas grand fonds sur le résultat thérapeutique de la dite poudre, eu égard aux difficultés de l'appliquer exactement sur la tête, et que j'aurais certainement eu plus de confiance dans l'usage de la curette.

Les deux végétations, enlevées et conservées dans l'alcool absolu, ont servi à l'examen microscopique et histologique dont le résultat sera donné à propos de l'anatomie pathologique.

Je ne comptais plus, à mon grand regret, revoir ce malade qui n'avait plus à revenir à Alger, et je l'avais engagé à m'écrire dans le cas où quelque complication se produirait du côté de son cuir chevelu, lorsque le 3 septembre, c'est-à-dire deux mois et demi après sa première visite, il revint chez moi.

Il venait d'interrompre son voyage, et arrivait de Mâcon pour me consulter à propos de douleurs rhumatismales qu'il avait contractées pendant sa tournée et me témoigner sa reconnaissance, car il était complètement débarrassé de ses végétations.

Il me raconte en effet que huit jours après l'enlèvement des deux végétations (mère et fille) et l'emploi de la poudre que je lui avais conseillée, les végétations s'étaient effritées petit à petit et, au bout de trois semaines, tout avait disparu.

Depuis un mois il ne fait plus de traitement, et c'est avec la plus grande difficulté que je découvre les traces de trois petits bouquets composés chacun de trois végétations minuscules.

Je retiens de cette curieuse observation ces deux points :

1° Le siège absolument insolite des végétations ;

2° Leur disparition rapide après l'ablation des deux végétations mères.

II

Ainsi que je le disais tout à l'heure, ces deux observations soulèvent une question d'étiologie sur laquelle je veux insister.

Si je consulte les auteurs à propos de cette étiologie, je constate que tous font intervenir l'action d'un liquide irritant et surtout vénérien, dans la genèse des végétations.

Kaposi dit : « Les végétations doivent leur apparition à l'irritation produite par un écoulement blennorrhagique. »

Zeisll : « Dans les régions où le pus, le sebum ou la sécrétion blennorrhagique séjournent et s'altèrent, on voit surgir les végétations qui pullulent d'autant plus que le malade est plus malpropre. » Page 53.

Diday : « Les végétations ne sont que des verrues qui naissent sur des parties où le tégument est ténu et pourvu de papilles nerveuses, lorsque ces régions subissent des irritations réitérées ou prolongées (par l'effet de maladies vénériennes comme de toute autre cause irritante). » Page 346.

Rollet constate que tous les liquides irritants peuvent les produire. En dehors des cas de Boys de Loury et Costilhes, Diday, Melchior Robert, dans lesquels les végétations se sont développées chez de jeunes vierges d'âges divers (1), de jeunes gens n'ayant jamais eu de maladies vénériennes et des végétations de la grossesse si bien étudiées par Thibierge *(Archives générales de Médecine* 1856), dues surtout à la congestion de la muqueuse vaginale et à l'irritation constante produite par l'écoulement âcre si habituel chez les femmes enceintes, la cause la plus fréquente des végétations est sans contredit le contact prolongé du pus blennorrhagique avec les téguments chez les phimosiques et les femmes qui ne se lavent pas.

WHARTON (page 752) ne les considère pas comme exclusivement vénériennes, puisqu'on les rencontre chez des sujets qui n'ont jamais eu de rapports sexuels, ce qui porte à admettre que, dans ces cas, elles semblent provenir de l'irritation produite par la décomposition des sécrétions normales des parties. Cependant, il faut reconnaître que les écoulements irritants, provenant des affections vénériennes, sont une cause fréquente de leur production.

CULLERIER leur attribue exactement la même étiologie que les précédents auteurs. (Page 194).

EDMOND LESSER attribue également à l'irritation que le pus blennorrhagique exerce sur la peau, le développement des végétations. Ce n'est que bien rarement qu'une irritation banale, due à tout autre sécrétion

(1) J'en ai observé un cas remarquable chez une jeune fille de onze ans qui avait une végétation en crête de coq de deux centimètres de long et un de hauteur, située entre le clitoris et le méat urinaire et recouvrant presque complètement celui-ci au point de gêner la miction. C'est pour cette gêne que j'avais été consulté.

(balanite simple de longue durée), peut donner le même résultat. Aussi la présence d'un papillôme peut, presque sûrement, dénoncer une affection blennorrhagique antérieure.

Chez les femmes dont la conduite ne peut être suspectée on ne voit, en effet, jamais survenir de papillôme, même à la suite d'une leucorrhée de longue durée. Lorsqu'au contraire il y a blennorrhagie, le papillôme est souvent, pour ainsi dire, incurable. (Page 78).

A. MARTIN se rallie à l'opinion de Richard des Brus, qui assigne comme cause unique des végétations l'irritation légère mais prolongée de la partie sur laquelle on les observe. Leur cause n'est pas spécifique. On peut donc les observer chez des jeunes gens n'ayant jamais eu de maladies vénériennes.

Il faut admettre cependant une prédisposition constituée surtout par le tempérament lymphatique et le diabète. (Page 175).

DUHRING : « La variété acuminée (cet auteur décrit les végétations au chapitre des verrues) et plus particulièrement le condylôme pointu ont leurs causes les plus fréquentes dans la sécrétion irritante d'un mal vénérien et notamment d'une blennorrhagie. »

PINGAUD (page 496) reconnaît qu'il est difficile de rattacher l'origine des végétations à une cause déterminée.

« Ce qu'il y a de certain c'est que les végétations se montrent de préférence sur des territoires que baignent depuis un certain temps des liquides d'origine spécifique, vénérienne mais non syphilitique ; et que très rarement on les voit se développer chez des sujets vierges de toute contamination, à la suite de circonstances physiologiques agissant au titre d'irritants simples. Il y a là une inconnue difficile à dégager et certaines réserves à faire, car, dans les conditions en apparence les plus favorables au développement des végétations, les irritations locales les plus énergiques ne réussissent pas à en provoquer l'apparition. »

Pour le Professeur FOURNIER « il est rare qu'on n'ait qu'une végétation, il est plus rare encore, une fois qu'on en a, qu'il ne s'en développe pas au pourtour. Une végétation semble pour ainsi dire en appeler d'autres. *Il semble qu'elle produise une véritable graine qui se propage au voisinage* (1).

Cette repullulation se fait parce que du moment qu'il y a un terrain propice, la raison qui a déterminé la première est celle qui détermine la seconde. Il y a une autre raison c'est qu'une végétation étant donnée elle agit comme un véritable corps étranger, elle s'érode et sécrète un liquide irritant, cause de la nouvelle végétation. *(Loc. cit.)* »

Le Professeur JAMES C. WHITE (*Encyclopédie internationale de chirurgie,* tome 3, page 12) donne aux végétations la même étiologie qu'aux verrues. Ce dermatologiste dit, en effet : « des condylomes identiques (aux condylomes acuminés) se produisent sur des points qui n'ont jamais subi l'irritation spéciale d'un écoulement vénérien. »

---

(1) C'est moi qui souligne cette phrase qui contient l'étiologie parasitaire que je formulerai tout à l'heure, étiologie que le savant Maître avait soupçonnée bien avant que la bactériologie eût atteint les développements qui lui donnent son importance actuelle.

Je pourrais appeler en consultation un bien plus grand nombre d'auteurs et tous opineraient certainement dans le même sens, à savoir que les végétations ont pour cause *un liquide irritant, pathologique, physiologique ou vénérien.*

Eh bien, ainsi que je le disais en la rapportant, la deuxième observation que je viens de donner ne reconnait pas cette étiologie et j'en donnerai une autre, tout à l'heure, au moins aussi remarquable, qui paraît également lui échapper.

N'en est-il pas de même de ma première observation, je veux dire des végétations buccales chez un sujet ne présentant aucune tare vénérienne et de celles, citées par les auteurs, qui ont la langue pour siège?

Si donc un liquide irritant quelconque n'est pas indispensable pour que des végétations se produisent, quelle cause peut-on invoquer pour expliquer ces cas plus ou moins exceptionnels?

III

Ici, pour donner à ma réponse une base solide, il faut, je crois, élargir le champ d'étude que je m'étais fixé tout d'abord et rechercher quels sont les liens étiologiques qui peuvent apparenter les *verrues*, les *végétations* et peut-être l'*acné varioliforme*.

Je provoque sur ce point une nouvelle consultation. Le Professeur Fournier dit à propos de l'histologie de ce papillome : « La végétation est constituée par un revêtement épithélial; au-dessous, on trouve une charpente de tissu conjonctif au milieu de laquelle on observe des éléments vasculaires, artériels et veineux.

» Ces deux éléments ne sont pas toujours dans la même proportion; tantôt ce sont les éléments vasculaires qui dominent, tantôt ce sont les éléments conjonctifs. De là la distinction entre les *végétations vasculaires* et les *végétations verruqueuses.*

» Dans les premiers cas, elle est rouge, turgescente; quand on la coupe, elle saigne surabondamment.

» La végétation verruqueuse se présente avec une coloration moins rouge; c'est une verrue et cette petite excroissance est beaucoup trop connue pour qu'il soit nécessaire d'insister. » *(Loc. cit.).*

Pour le Professeur de Saint-Louis, verrues et végétations sont donc deux variétés d'une même maladie, le *papillôme.*

Diday : « Les végétations ne sont que des verrues qui naissent sur des parties où le tégument est ténu, etc. »

CULLERIER : « Quand elles s'éloignent de leur siège habituel, les végétations prennent des caractères qui les rapprochent des véritables verrues; leur constitution anatomique est à peine différente.

» Il y a néanmoins des différences capitales : les verrues ont toujours un aspect absolument sec, corné; elles n'offrent jamais la même confluence et le même volume que les végétations; elles ne siègent que par exception au voisinage des organes génitaux et, dans ce cas, il en existe sur d'autres points. » (Page 197).

PINGAUD en fait également deux formes d'une même production papillomateuse : la première répondant à la verrue qui se développe sur la peau et les muqueuses qui s'en rapprochent par leurs caractères, et la deuxième appartenant en propre aux muqueuses et ayant essentiellement le caractère végétant. (Page 430).

DUHRING en fait également une variété des verrues sous le nom de *verrues acuminées* ou *végétations*. (Page 452).

Pour le Dr MOLLIÈRE, la végétation est une variété de la verrue, celle-ci étant un papillôme corné, celle-là un papillôme muqueux. *(Loc. cit.)* (Page 472).

BROCQ pense que les végétations (verrues molles) doivent être cliniquement distinguées de la verrue vraie. (Page 884).

KAPOSI les décrit en même temps que les verrues donnant à toutes les formes de verrues la même constitution anatomique. (Page 53, tome II).

Ainsi donc, presque tous les auteurs que je viens de citer, et j'aurais pu en convier un plus grand nombre, sont à peu près d'accord sur ce point que les végétations et les verrues sont deux variétés d'une même maladie.

Je dois cependant réserver l'opinion de Cullerier et de Brocq, ces deux auteurs estimant que la clinique ne saurait s'accommoder de cette parenté.

Il me faut également faire observer, avant d'aller plus loin, qu'à part le volume de Brocq, tous ces travaux ont plus de dix ans de date.

Or, depuis ce moment, la bactériologie a singulièrement fait du chemin et élucidé, dans bien des cas, des points étiologiques demeurés jusque-là obscurs.

BESNIER et DOYON n'hésitent pas à séparer complètement ces deux productions papillomateuses.

« Les condylômes acuminés, végétations, choux-fleurs, etc., disent-ils (Page 53, tome II), sont bien distincts des verrues communes et de toutes les espèces de verrues, aussi bien par les caractères anatomiques que par les caractères cliniques ; c'est à propos de la blennorrhagie et du virus vénérien que leur étude doit être faite.

» C'est là où peut être utilement discutée la question de l'unité ou de la pluralité des éléments microbiens qui produisent cette prolifération si remarquablement et si typiquement uniforme. »

Le problème à résoudre, même en nous en tenant au point de vue clinique qui est le seul objectif de cette étude, est donc singulièrement complexe et le résoudre n'est pas affaire aussi simple que presque tous les auteurs que j'ai consultés se plaisent à le croire.

Je n'en donnerai pour preuve que l'observation suivante qui peut servir à toutes les interprétations :

OBSERVATION III

Masses végétantes péri-anales ; Verrues planes de la jambe gauche ; Molluscum contagiosum de l'angle péno-scrotal.

Ahmed ben Mohamed, 18 ans, né à Boufarik, journalier, entre à l'hôpital de Mustapha-Alger, dans le service de la clinique Dermato-syphiligraphique le 16 décembre 1892.

Comme antécédents vénériens, le malade affirme n'avoir eu ni chancre ni blennorrhagie.

Il a remarqué, à la gêne qu'elles lui causaient, l'apparition des premières végétations au bord périnéal de l'anus, il y a environ quatre mois.

Là, elles ont augmenté de volume, ont rendu les selles douloureuses, ont envahi tout le pourtour de l'anus, le périnée, et aujourd'hui, voyant que le temps sur l'intervention duquel il avait fondé les plus grandes espérances pour le débarrasser de ces tumeurs a trompé son attente, et celles-ci devenant non seulement gênantes mais très douloureuses, suintant un liquide infect et envahissant les régions voisines, il vient réclamer les secours de la médecine.

État actuel : le malade est lymphatique, pâle, anémique, la face bouffie, tous indices d'un mauvais état général. Celui-ci est dû évidemment aux lésions suivantes :

A la place de l'anus, on aperçoit une tumeur de la grosseur d'une grosse mandarine, tumeur constituée par l'agglomération de masses végétantes, recouvertes d'une croûte noirâte, formée par de la sérosité purulente désséchée et péniblement odorante.

En écartant fortement les fesses avec les deux mains, cette tumeur s'entr'ouvre et présente l'aspect de deux grandes lèvres éléphantiasiques circonscrivant une vulve qui n'est autre chose que l'anus largement dilaté et qui dénonce des habitudes fréquemment satisfaites de pédérastie. Ces habitudes ne sont que trop facilement confirmées par le facies efféminé du sujet, malgré ses très timides dénégations.

Sur la partie moyenne du périnée, existe également une masse végétante, grosse comme une amande, autour de laquelle, et isolées les unes des autres, on peut compter une vingtaine de végétations de la dimension d'un petit pois, lui formant comme un système de satellites.

Sur le scrotum, et de chaque côté du raphé, existent deux bouquets de végétations sèches, largement pédiculées, végétations verrucoïdes des auteurs, comptant chacun une dizaine d'éléments

Chacun de ces bouquets est constitué par une végétation mère, les filles ayant un volume décroissant.

Dans l'angle péno-scrotal, et également de chaque côté du raphé, se voient deux groupes de *molluscum contagiosum*. Chacun de ces groupes compte trois éléments de grosseur décroissante. Chacune de ces tumeurs perlées et ombiliquées, pressées entre les ongles, laisse échapper par l'orifice ombilical un peu de suc laiteux suivi de grains caséeux absolument caractéristiques.

Sur le petit doigt de la main droite, au niveau de l'articulation de la phalange et de la phalangine, existe une petite verrue vulgaire de la dimension d'un grain de chènevis.

Enfin, sur la jambe gauche et au niveau de la partie moyenne du tibia, nous constatons deux sillons transversaux mesurant le premier un centimètre de long, le second deux centimètres de long, séparés l'un de l'autre par un intervalle de huit centimètres et constitués le plus long par huit *verrues planes*, le second par quatre, dérivant d'une verrue mère, ayant une grosseur décroissante et se suivant comme les grains d'un chapelet.

Entre ces deux sillons verruqueux et à droite et à gauche de l'intervalle qui les sépare, on compte cinq placards, formés chacun par une verrue mère et quatre ou cinq verrues filles. Toutes ces verrues sont planes. On en voit encore quelques-unes isolées et disséminées sur la jambe et qui vont certainement remplir l'office de *verrues mères*.

Ainsi voilà encore une observation dans laquelle la production des papillômes échappe à l'étiologie généralement admise, car le malade n'a eu ni chancre ni blennorrhagie, du moins n'en trouvons-nous aucun stigmate, aucun résidu et la seule cause irritante (?) que l'on pourrait invoquer ne saurait être autre que les pratiques pédérastiques. Je ne la nie pas. Cependant il faut avouer qu'elle ne saurait être invoquée comme *cause permanente.*

Quoi qu'il en soit, et c'est sur ce point surtout que j'insiste à propos de mes investigations actuelles, voici un malade qui est un véritable musée verruqueux, offrant à étudier en même temps que les végétations dans toutes leurs variétés, des verrues vulgaires et des verrues planes, celles-ci à siège insolite (1). Enfin deux groupes d'acné varioliforme.

Et ce n'est pas seulement dans cette observation que la coexistence des végétations et des verrues se présente chez le même sujet. La remarque de Diday, que les porteurs de végétations avaient eu en général des verrues dans leur enfance, est parfaitement exacte.

Si je ne craignais d'allonger fastidieusement ce travail, je pourrais multiplier les observations de ce genre.

Ainsi, depuis quelques mois que je me préoccupe plus particulièrement de ce sujet, j'ai eu l'occasion d'observer une quarantaine de cas de végétations à sièges divers. Interrogés sur l'existence de verrues dans leur enfance presque tous les malades m'ont affirmé en avoir eu aux mains.

Je me hasarde à en citer quelques cas :

---

(1) J'en ai publié deux observations dans les *Annales de dermatologie* (1889, p. 92) et même recueil (Tome II, 3e série, 1891).

OBSERVATION IV

Sch...., Georges, 19 ans, à Alger depuis deux mois, entre le 25 novembre 1892 à la clinique dermato-syphiligraphique.

Pas d'accidents vénériens : ni chancre, ni blennorrhagie. Phimosis incomplet, congénital, par conséquent sujet à de la balano-posthite.

Il a eu, avant son départ de Paris, une végétation, constatée à la consultation du Midi, à la partie dorsale du sillon. Depuis ce moment, c'est-à-dire il y a un peu plus de deux mois, une deuxième, puis une troisième, enfin une dizaine d'autres végétations ont fait leur apparition, provenant toutes de la végétation mère et présentant des grosseurs décroissantes. Elles occupent le sillon jusqu'au frein.

Le malade a eu et *a encore* des verrues vulgaires aux mains.

OBSERVATION V

B...., Auguste, typographe, 20 ans, a eu, il y a six mois, des chancres simples et une blennorrhagie guéris depuis quatre mois.

Dernièrement une végétation s'est développée au-dessous de l'endroit qu'occupait le chancre, à la base du frein et en a engendré une dizaine d'autres, toujours de grosseur décroissante. La loupe dénonce l'apparition de toutes petites végétations tout autour des premières. La végétation mère a cinq millimètres de diamètre.

Ce malade a eu des verrues dans son enfance et en avait encore il y a quelques années.

OBSERVATION VI

M. X...., 28 ans, vient me consulter dans le courant du mois d'octobre 1892 pour un eczéma du scrotum et de la marge de l'anus qui date de plusieurs mois. Quinze jours après sa visite et alors que la guérison lui paraissait très prochaine, il est obligé de faire ses 28 jours, ce qui ne lui permet pas de continuer le traitement.

A la fin de sa période militaire, il reprend le traitement interrompu et, trouvant que le résultat ne répond pas à son impatience de guérir, il vient me voir le 3 décembre, c'est-à-dire une quinzaine de jours après la reprise du traitement.

Ce qui l'incite surtout à cette visite, ce n'est pas seulement son eczéma qui, en définitive, marche vers la guérison, mais c'est que, depuis une huitaine de jours, il s'est produit sur son prépuce un événement qui ne laisse pas que de l'inquiéter.

Fort soigneux de sa personne, bien équilibré physiquement et intellectuellement, il a réglé sa vie d'une manière fort sagace, dit-il : il a une maîtresse qu'il trouve très bien et il serait désolé de la contaminer, si ce qu'il a remarqué sur son prépuce était de nature suspecte.

Or, ce qui le tourmente si fort est un groupe de végétations que je vais décrire :

Comme antécédents vénériens : plusieurs blennorrhagies dont la dernière a été guérie il y a six ans.

Il y a trois ans, il a eu plusieurs chancres simples.

Depuis cette époque et grâce, affirme-t-il, à la manière dont il a arrangé son existence, X.. n'a plus rien eu que l'eczéma dont j'ai parlé tout à l'heure.

La végétation mère, sessile, de la dimension d'une petite lentille, siège sur la face dorsale du prépuce à peu près au niveau de l'anneau, à deux millimètres d'elle, une deuxième végétation est survenue quatre jours plus tard. Enfin depuis avant hier, cinq autres petites végétations, de la grosseur d'une toute petite tête d'épingle. se sont développées à deux millimètres de distance des deux premières, formant ainsi un groupe confluent, occupant une superficie égale à celle que couvrirait une grosse lentille.

Elles sont peu proéminentes, granuleuses, sèches, d'un blanc grisâtre. Leur filiation est facile à saisir.

Ce jeune homme est blond et paraît jouir d'un excellent tempérament.

Il a eu, il y a trois mois, une *verrue* sur l'index gauche qu'il a fait disparaître par l'acide nitrique.

Depuis trois semaines, c'est-à-dire 15 jours avant l'apparition de la première végétation, une *verrue* s'est développée sur la face palmaire de la phalangette de l'index droit, symétrique avec le point où siégeait la première verrue sur l'index gauche.

Voici donc encore un cas de la coexistence des deux sortes de papillôme, sans qu'il soit possible d'invoquer une cause irritante quelconque pour expliquer leur développement.

OBSERVATION VII

Ernest, G..., 19 ans, lymphatique, né dans le département du Var, garçon de café, est depuis quelques mois en Algérie. Il a contracté il y a 18 mois une blennorrhagie et un chancre syphilitique suivi des accidents secondaires classiques : roséole, plaques muqueuses buccales et anales, alopécie en clairière, etc. Traité par les injections de permanganate de potasse et le sirop de Gibert, la blennorrhagie d'une part et les accidents syphilitiques de l'autre, ont disparu depuis huit à dix mois.

Il entre, le 12 novembre 1892, à la clinique avec des végétations à l'anus dont le début remonte à un mois environ.

Je constate dans cette région une végétation sessile de la dimension d'un haricot siégeant à l'angle périnéal. Un peu plus bas, à deux centimètres de l'orifice anal et sur chaque fesse existe un bouquet de végétations composé d'une dizaine d'éléments isolés les uns des autres, sessiles, de dimension décroissante et entourant une végétation mère du volume d'un pois chiche.

La grosse végétation est une crête de coq nettement caractérisée et certainement la génératrice de toutes les autres, car c'est elle qui s'est développée la première. Les autres sont aplaties ou au moins largement pédiculées et il est facile de suivre leur développement successif à leur volume et à leur siège autour de la végétation mère.

Elles ne présentent pas de surface granuleuse, sont absolument sèches, recouvertes d'une couche cornée semblable à celle de la peau environnante et appartenant incontestablement au type décrit sous le nom de végétations verrucoïdes.

Eh bien, ce malade nous montre à la racine de chacun des médius une verrue vulgaire grosse comme une lentille Elles sont donc symétriques et le malade nous affirme en avoir eu beaucoup d'autres quand il était plus jeune ; celles-ci sont deux survivantes.

OBSERVATION VIII

Marie X...., 20 ans, domestique, tempérament lymphatique, avait eu de son amant, dans le courant de septembre 1892, une uréthrite blennorrhagique et un chancre simple de l'anus. Traitée à l'hôpital, elle en est sortie quelque temps après, guérie de son chancre et de son uréthrite. Mais il lui est resté une métrite du col et des végétations vulvaires et anales.

Au spéculum on aperçoit sur le col cinq végétations qui circonscrivent le quart de l'orifice cervical. La végétation mère a le volume d'une lentille ; les autres, séparées l'une de l'autre par un intervalle de un millimètre, sont d'une grosseur décroissante, d'un blanc grisâtre et légèrement granuleuses.

Cette malade a depuis six mois une verrue vulgaire, grosse comme une lentille, sur la face dorsale de la phalange du médius droit.

Je ne prolongerai pas davantage cette énumération. Ce que je viens de dire suffit largement pour établir la coexistence des végétations et des verrues dans nombre de cas. De plus, je le repète, presque tous les malades porteurs de végétations que j'ai interrogés depuis quelques mois ont eu des verrues dans leur enfance, quand ils n'en avaient pas conjointement avec les végétations.

Ce n'est évidemment pas une série et il sera facile à un chacun, pour peu qu'il y apporte quelque attention, de vérifier l'exactitude de ce que j'avance.

En l'état, devons-nous admettre une simple coïncidence?

N'est-il pas plus probable qu'au point de vue clinique il y a entre ces deux papillômes un degré de parenté qui en fait au moins des *cousins?*

IV

Poursuivons notre enquête et voyons les renseignements que va nous fournir l'anatomie pathologique.

Kaposi trouve la même composition dans les verrues et dans les végétations.

Duhring constate que l'anatomie des verrues (dans lesquelles il englobe les végétations) diffère quelque peu suivant les variétés. Dans toutes les formes, elles sont essentiellement constituées par une hypertrophie de l'élément conjonctif; de là l'augmentation excessive des papilles qui sont recouvertes par un corps muqueux en voie de prolifération. A l'intérieur de l'excroissance on observe une augmentation plus ou moins considérable des mailles et des anses vasculaires dont le néoplasme tire sa vitalité.

Les verrues acuminées sont plus vasculaires que les autres. (Page 454).

Cullerier dit que sur la peau, à une certaine distance des orifices muqueux, les végétations restent simples, revêtent la forme verrucoïde et ressemblent aux verrues ordinaires non seulement par l'apparence, mais aussi par la structure. (Page 185).

Fournier considère la végétation comme une papille hypertrophiée dans tous ses éléments : suivant que les éléments vasculaires ou les éléments conjonctifs dominent, on a dans le premier cas la végétation, dans le second la verrue.

D. Mollière fait de la végétation une variété de la verrue, celle-ci étant un papillôme corné, la végétation un papillôme muqueux. (Page 472).

Tous les autres auteurs que j'ai conviés aux consultations précédentes font des réponses analogues en ce qui concerne ce point et leur opinion peut se condenser de la façon suivante :

L'anatomie pathologique donne dans les deux papillômes la même constitution histologique avec cette nuance que la verrue est sèche avec une couche cornée développée, la végétation étant généralement humide avec prédominence de l'élément vasculaire.

On ne peut vraiment pas considérer ces nuances comme constituant des différences radicales.

Ce n'est donc pas leur composition anatomique qui permet de les différencier d'une façon tranchée.

V

Voyons leur pathogénie.

J'ai publié dans les *Annales de dermatologie* (1) une première observation de *verrues confluentes des deux jambes* et un peu plus tard une deuxième observation de *verrues confluentes du scrotum*, dans lesquelles j'ai essayé de mettre en lumière le processus du développement des verrues tel que E. Vidal l'enseigne depuis bien des années.

C'est d'une verrue *mère* que procèdent toutes les autres qui se développent sous forme de sillon, celui-ci étant produit par le grattage qui, en même temps qu'il laboure le terrain ensemence avec les ongles le ou les parasites de la verrue mère.

Mon *Observation III* en est un type également remarquable.

On ne saurait en effet mettre en doute la nature parasitaire de ces papillômes. C'est un point sur lequel je dois longuement insister tout à l'heure.

DIDAY (1876) avait eu également une conception analogue de la pathogénie des végétations lorsqu'il disait (page 347) à propos de leur traitement :

« Recommandez au malade de commencer par détruire les plus grosses ; il arrive parfois que celles-ci détruites les autres tombent spontanément. La *mère* entraîne *toute la famille* dans sa ruine. »

Et FOURNIER, dans la leçon citée 1881, ne dit-il pas : « une végétation pour ainsi dire semble en appeler

---

(1) 1889, page 92 et 1891, page 855.

d'autres. Il semble qu'elle produise une véritable graine qui la propage au voisinage? »

Eh bien, si j'ai tant insisté dans les quelques observations que j'ai rapportées, sur la génération des végétations que j'ai eu soin de faire dériver d'une végétation *mère*, c'était pour ajouter un argument de plus à ceux que j'apporte pour établir l'assimilation de ces deux papillômes à propos de l'étiologie, sujet de ce travail qu'il ne faut pas perdre de vue.

Peut-être aura-t-on trouvé que dans la description que j'ai faite de la géographie des végétations j'étais sous l'influence d'une auto-suggestion pour parler comme tout le monde, qui me faisait trouver *quand même* la filiation que j'avais décrite pour les verrues. Rien cependant n'est plus simple que de vérifier mon assertion.

Ces végétations sont tellement communes qu'on peut en observer chaque jour. C'est par centaines que je compte chaque année les cas qui se présentent à moi. Que l'on veuille bien se donner la peine d'examiner les malades dans le but que j'indique et on sera surpris de la facilité avec laquelle on pourra suivre cette filiation.

Dans certains cas les végétations filles se développent en traînées linéaires ; le plus souvent elles entourent leur mère mais toujours leur volume est en raison de leur éloignement.

Je peux donc conclure que les végétations, comme les verrues, sont auto-inoculables et que ce n'est pas par un autre mécanisme qu'elles prolifèrent avec une si prodigieuse abondance chez le même individu.

Il est inutile, dès lors, d'aller chercher dans la persistance de la cause irritante qui a produit la première végétation le développement des autres.

VI

Mais de ce qu'elles sont auto-inoculables sont-elles contagieuses ?

Ici la consultation est singulièrement simplifiée, car tous les auteurs que j'ai cités et d'autres encore sont à peu près unanimes pour nier absolument toute contagiosité.

Citons cependant quelques notes discordantes.

Besnier et Doyon, à propos de l'étiologie des verrues qui, d'après Kaposi, est inconnue et de la croyance populaire à leur contagiosité qui n'a aucun fondement, disent ceci :

« Les causes et la transmissibilité des verrues communes ne sont pas aussi incertaines que l'indique le texte courant; bien au contraire, les idées anciennes renaissent, appuyées sur des faits cliniques bien observés, et sur des recherches scientifiques nouvelles. Il existe très probablement, un ou plusieurs agents microbiens qui exercent leur action irritative spécialement sur la couche épineuse de l'épiderme, les lésions du derme n'étant que secondaires. » (Page 46). Suit une analyse des recherches de G. Kühnemann sur la bactériologie de la verrue commune, recherches qui auraient donné des résultats satisfaisants.

Pour Zeisll, l'observation clinique et l'expérimentation ont démontré que les végétations étaient directement contagieuses. (Page 84).

Ducrey et M. Oro (de Naples) considèrent le condylome acuminé comme le produit d'une contagion, d'une infection spéciale.

Certains faits cliniques sont en faveur de la nature infectieuse; ainsi, l'on peut observer la transmission d'un individu à l'autre par le contact; l'auto-contagion par pullulation au voisinage d'une première lésion comme pour le molluscum contagiosum ou pour les verrues; la récidive sur place après la destruction ou même quelquefois la production expérimentale. *(Loc. cit.)*

Wharton admet la contagion : quatre jeunes gens ont des rapports avec la même femme atteinte de végétations et tous quatre en contractent. Comme Bumstead, il croit que la contagiosité réside dans la sécrétion des végétations elles-mêmes. (Page 752).

Enfin dans le populaire dont l'opinion est faite d'observation souvent mal interprétée sans doute, mais qui n'en est pas moins de l'observation, dans l'opinion populaire, dis-je, la contagiosité des verrues ne fait aucun doute.

Les verrues sont donc contagieuses, de même les végétations, ce qui n'a rien d'étonnant puisqu'elles sont de nature identique ou tout au moins fort semblable.

Que quelques inoculations faites sur l'homme aient échoué, cela ne prouve rien contre cette contagiosité, car d'autres ont réussi. Les faits négatifs cités ne sont rien moins que concluants et les fameuses tentatives de Melchior Robert n'ont pas été faites dans les conditions scientifiques actuellement exigées.

VII

J'ai dit tout à l'heure qu'à propos de l'étiologie des végétations il fallait rechercher les liens de parenté qui les unissaient aux verrues ordinaires et au molluscum contagiosum.

Je crois avoir établi que cette parenté était des plus étroites entre les verrues et les végétations. Je viens même de conclure de la contagiosité de celles-là à la contagiosité de celles-ci. Mais en est-il de même avec l'acné varioliforme?

Vouloir invoquer l'anatomie pathologique pour apparenter les végétations à l'acné varioliforme serait commettre un véritable barbarisme histologique.

Les petites tumeurs du molluscum ne sont pas des papillômes. Sans doute les histologistes les plus compétents sont loin d'être d'accord sur le siège anatomique de cette affection, et la lecture des observations de Besnier et Doyon ne laisse pas que d'être fort instructive à cet égard (tome I, page 216). Il n'en est pas moins vrai qu'au point de vue clinique la ressemblance est frappante :

C'est ainsi que le molluscum débute par une seule tumeur qui est bientôt suivie d'un certain nombre d'autres. Généralement on en compte de 3 à 6 de volume différent surtout chez les adultes où on les rencontre soit sur la verge, soit sur le scrotum, soit sur les cuisses. Chez les enfants on peut les observer souvent; elles sont disséminées, mais c'est surtout au visage qu'elles apparaissent. Cette circonstance peut s'expliquer par les baisers, les morsures qu'ils échangent si souvent dans leurs jeux.

Ces petites tumeurs procèdent donc, comme les autres, d'une *tumeur mère*. D'ailleurs quelques auteurs les désignent même sous le nom de *molluscum verruqueux* (Kaposi) ; *verrues sébacées* (Hébra), et je ne suis pas le seul à vouloir leur donner le même état civil :

Cullerier (page 185) dit à propos de cette affection : « différente comme structure anatomique des verrues et des végétations, l'acné varioliforme se rattache à ces dernières par plus d'un point de son histoire. » Et page 178 : « Ces deux affections sont si voisines par leur nature, que quelquefois elles se superposent, et l'on voit une petite végétation avec tous ses caractères, sortir du goulot d'un follicule hypertrophié ou même revêtant déjà la forme pustuleuse. »

Ainsi donc comme développement et comme aspect, il existe une analogie complète. Le siège qu'elles occupent ordinairement leur assigne une place intermédiaire entre les verrues et les végétations. En effet, comme les verrues elles siègent surtout sur les mains et la face chez les enfants; comme les végétations, elles siègent aux alentours des organes génitaux chez les adultes : pénis, scrotum, cuisses chez l'homme ; la peau des grandes lèvres, les cuisses chez la femme. Chez celle-ci elles peuvent également siéger sur le visage, la poitrine, le cou. J'en ai observé deux cas chez des femmes de 35 et de 45 ans qui présentaient une grande confluence et qui occupaient le cou, les épaules et la poitrine.

Du reste les cas dans lesquels ces trois sortes de tumeurs se rencontrent sur le même sujet sont loin d'être rares. Il suffit de les chercher. Mon *Observation III* en est un exemple remarquable.

En voici un autre exemple :

OBSERVATION IX

Fikka Kaddour ben O..., 19 ans, cultivateur à Chéragas (village situé à 14 kilomètres d'Alger), tempérament lymphatique, entre le 9 décembre 1892 à la *clinique dermato-syphiligraphique* avec un chancre simple gangréneux du méat. Pour ce qui nous concerne plus particulièrement je note : trois tumeurs d'acné varioliforme sur le pubis (cueillies et examinées histologiquement par le docteur H. Vincent, médecin aide-major de 1re classe, attaché au laboratoire de bactériologie de l'hôpital militaire du Dey); une petite végétation grosse comme un grain de chènevis sur le prépuce (ce qu'il en reste s'entend); et une dizaine de verrues planes sur la face dorsale de la main et de l'avant-bras gauche.

Cliniquement donc, on ne saurait leur assigner de dissemblance irréductible.

Si donc l'acné varioliforme est contagieuse, malgré l'opinion de Kaposi, il n'y a rien de forcé eu égard à la parenté que j'ai essayé d'établir entre les trois variétés d'une même affection, à doter les végétations de la propriété contagieuse que les deux autres possèdent.

Du reste, toute cette longue discussion n'a qu'un but, c'est de faire disparaître la cause banale d'une irritation plus ou moins permanente dans la genèse des végétations pour nous autoriser à rechercher dans le parasitisme la véritable étiologie de cette affection.

VIII

En ce qui concerne le parasitisme des verrues, on peut lire dans Cornil et Babès, page 648 :

« Il semble que les verrues possèdent en elles un principe contagieux si bien qu'elles se sèment les unes auprès des autres. — Majocci, cité par Tomasi Crudeli (1882), a découvert dans leur tissu un petit bacille qu'il a nommé *bacterium porri*.

» Babès a vu, dans un fait, un grand nombre de microcoques de 0 μ, 4 à 0 μ, 5 deux à deux ou en petits amas ou arrondis. »

Darier n'a pas trouvé de parasites dans un cas de verrues planes juvéniles de la face *(Annales de dermatologie*, 1888, page 617), alors qu'on en trouve presque toujours sous forme de cocci ou de bacilles dans les verrues de la main. Il a soin d'ajouter : mais leur rôle pathogénique n'est pas déterminé.

Dans la note de Besnier et Doyon que j'ai déjà citée à propos de la contagiosité des verrues, ces auteurs donnent le résumé d'un travail de Kühnemann dans lequel ce bactériologue décrit un bacille qu'il ne dénomme pas du reste, bacille qu'il a constamment trouvé dans toutes les verrues et dont les cultures ont donné des verrues aux animaux. Les résultats des inoculations sur l'homme s'annonçaient comme devant être favorables. (Page 48, t. I).

Les verrues procèdent donc d'un parasite; seulement ce parasite n'est pas encore catalogué.

On peut en dire autant du molluscum contagiosum. Tous les auteurs, ou à peu près, admettent sa contagiosité. Seulement, comme pour les verrues, l'élément pathogène est discuté.

Alors que Neisser en assigne la cause à un parasite de la nature des cocci et de la classe des grégarines, Török et Tommasoli d'une part et Stanziale d'une autre nient cette pathogénie. Ni les coupes histologiques colorées ni les cultures n'ont donné de résultat (1).

Le parasite du molluscum comme celui de bien d'autres affections contagieuses, est donc encore à trouver; mais seul, il peut rendre compte du développement, de la marche et de la contagion de cette maladie.

En ce qui concerne les végétations, les recherches bactériologiques sont à peine ébauchées.

Auguste Ducrey et Marius Oro (de Naples) ont recherché l'agent de la contagion incontestable des condylomes acuminés (pour me servir du terme qu'ils emploient).

---

(1) De même Joh. P. Bitsch (*Nordiskt medicinskt arkiv.* XXIV, 1 fasc., mém. nº 3, Stockholm 1892), conclut de ses recherches sur le molluscum que l'explication de Neisser (parasitisme des corpuscules) doit être écartée et que tout milite en faveur de ce fait qu'il s'agit de la dégénération colloïde d'une partie des cellules de l'hyperplasie épithéliale et que cette dégénération, en s'effectuant dans une couche épithéliale, a un processus physiologique particulier (la kératinisation) et exposée à l'action desséchante de l'air, a reçu un caractère s'éloignant quelque peu de la normale. Cette manière de voir ne présume en rien la question d'étiologie encore parfaitement inconnue de l'affection.

F. Eklund (de Stockholm). — *Journal des maladies cutanées*, 1892, page 248.

Frappés par les analogies cliniques qui rapprochent les condylomes acuminés de la psorospermose folliculaire végétante de Darier, ces auteurs y ont cherché des éléments analogues et ont trouvé dans leur préparation des formes répondant exactement aux coccidies de Darier.

Ils concluent sagement :

« La question des psorospermoses est encore trop discutée pour que nous puissions émettre une opinion ferme sur la nature de ces corps et sur leur rôle dans la pathogénie des condylomes plats (?).

» La seule conclusion qui nous soit permise est que le jour où le rôle parasitaire et le rôle pathogénique attribué par Darier aux corpuscules qu'il a décrits seront démontrés, le condylome acuminé qui contient des corps identiques devra, lui aussi, être rangé dans le groupe des psorospermoses. *(Annales de dermatologie*, 1892, page 1038). »

Sur ma demande, mon collègue et ami M. le docteur Ramakers, *professeur suppléant* à l'École de médecine, a bien voulu faire quelques cultures avec une végétation volumineuse de l'anus. Elles sont restées stériles.

Les coupes histologiques pratiquées sur une des deux végétations mères que j'avais enlevées à la curette sur la tête du malade dont j'ai rapporté l'histoire dans ma deuxième observation, lui ont donné les résultats suivants :

VÉGÉTATIONS DU CUIR CHEVELU (Obs. II) (1)

« Les différentes couches de l'épiderme ont subi une hypertrophie très marquée.

(1) Voir les Planches dessinées par M. Piquet, externe du service.

» A : *Couche cornée* présentant de nombreux lacs d'éléidine — *a, a, a.*

» B : *Stratum granulosum* très développé en certains points, B' par exemple; du reste toutes les cellules présentent une tendance très marquée à une kératinisation précoce. (Fig. 1 et 3) (1).

» C : *Couche de Malpighi.* — Cellules de volume variable à dentelures et noyaux très accusés. Ces noyaux volumineux présentent un double contour et le plus généralement un nucléole, quelquefois deux. Dans certaines cellules, sur des points limités de la préparation, le noyau est rejeté sur un des bords de la cellule dont le centre est occupé par une masse transparente assez réfractaire aux colorants employés. Se trouve-t-on en présence d'une dégénérescence colloïde ou du parasite décrit dans la maladie de Darier ? Nous ne pouvons rien affirmer quoique nous penchions pour la première hypothèse.

» Il y a dans cette coupe un groupe de trois cellules du corps de Malpighi dont deux, A et B, sont particulièrement curieuses, la troisième, C, correspondant à la description précédente. (Fig. 2).

» La cellule A présente deux parties plus fortement colorées situées de chaque côté d'un espace réfringent à peu près ovalaire. La partie *a*, semble être le véritable noyau de la cellule ; il est volumineux, est entouré du protoplasma cellulaire et est renflé à ses deux extrémités en forme de massue. La partie *a'* au contraire a la forme d'un croissant et semble être située en dehors du protoplasma cellulaire ; cette description correspondrait bien à celle d'un parasite sporozoaire intra-épithélial.

» La cellule B présente un aspect encore différent. Sa partie centrale ovalaire offre deux points distincts : la partie supérieure *b* est parfaitement réfringente, la partie inférieure *b'* est très faiblement colorée par le bleu de méthylène; le noyau est situé, encore ici, dans un des côtés de la cellule.

» L'aspect de ces cellules est différent de l'aspect du plus grand nombre des cellules du corps de Malpighi dont les noyaux sont centraux.

---

(1) La fig. 3 représente une partie de la fig. 1 à un fort grossissement (côté droit).

» C. — Couche des cellules cylindriques sus-dermiques.

» D, D, D. — Coupes de papilles dermiques renfermant du tissu conjonctif et des vaisseaux. Ces papilles sont généralement très développées et s'enfoncent profondément dans les couches de l'épiderme. La figure présente un grand nombre de coupes transversales de ces papilles dermiques. »

M. le professeur Ramakers a bien voulu procéder également à l'examen de l'une des végétations volumineuses cueillie au pourtour de l'anus du malade qui fait le sujet de ma troisième observation.

Voici la note qu'il a rédigée à ma demande :

« A un faible grossissement, les pièces colorées soit au picrocarmin, soit à l'hématoxyline alunée présentent une périphérie tomenteuse, irrégulière, due au développement anormal des papilles dermiques.

» *Couche cornée.* — Plus épaisse que sur une coupe de peau saine; l'épaississement porte sur la couche précédant immédiatement le stratum granulosum; elle est infiltrée de nombreux lacs d'éléidine, un grand nombre de cellules de la couche profonde présentent encore des noyaux apparents.

» *Stratum granulosum.* — Son épaisseur, plus accentuée qu'à l'état normal, est variable suivant les points examinés. Formé d'ordinaire par 3 ou 4 rangées de cellules granuleuses, il présente assez souvent 5 et 6 assises de cellules.

» *Couche de Malpighi.* — C'est la couche qui présente l'épaississement anormal le plus marqué, épaississement du reste variable suivant la forme de la papille dermique qu'elle recouvre. Les cellules qui la composent sont irrégulièrement polygonales, à dentelures marginales très nettes leur donnant un aspect strié sur les bords. Les noyaux, arrondis, sont volumineux et renferment souvent deux nucléoles.

En certains points de ces préparations on note un aspect tout particulier. Les cellules épithéliales présentent généralement en leur centre, une partie réfringente, non colorée, semblable à une vacuole et séparée par un bord net des bords de la cellule. Dans ces vacuoles on observe les noyaux et ces noyaux sont presque toujours irréguliers, souvent allongés, parfois contournés en forme de haricots, parfois aussi présentant des bosselures pareilles à celles d'un noyau bourgeonnant. Dans quelques cellules on distingue autour de ces noyaux qui occupent soit le centre de la vacuole, ou se trouvent appliqués contre une des faces, une zone protoplasmique faiblement colorée mais ne remplissant pas toute la vacuole.

Ce sont là certainement des leucocytes qui ont envahi les cellules épithéliales et souvent on peut suivre l'effraction à travers la couche de Malpighi jusque dans la couche conjonctive de la papille où les leucocytes sont réunis en traînées à ce niveau.

La couche de cellules polygonales est séparée de la papille par la couche des cellules cylindriques, ici très allongées et tassées les unes contre les autres

Le derme, très vascularisé, est infiltré par un grand nombre de cellules lymphatiques souvent réunies en traînées sous l'un des points de la couche cylindrique. »

En somme, il résulte de ces recherches histologiques, absolument conformes du reste aux descriptions classiques, que dans mes deux observations, si la forme certainement insolite de quelques cellules peut faire penser à leur étiologie parasitaire, rien ne nous autorise à en affirmer nettement l'existence.

Je crois cependant, d'après tout ce qui précède, pouvoir résolument conclure que ces trois affections : verrues, végétations, molluscum sont unies par les liens de la plus étroite parenté au point de vue du développement, de la marche, de la contagion et, en dernière analyse, du même point d'interrogation qui se pose derrière les recherches de l'élément pathogène.

En présence de toutes ces ressemblances, l'étiologie banale d'une cause irritante quelconque doit être mise à l'écart et c'est du côté du parasitisme que les investigations étiologiques doivent être poussées.

C'est dans ce sens qu'avec le concours de collaborateurs actifs, instruits, dévoués, je me propose de diriger de nouvelles recherches.

Cependant, même en admettant la nature parasitaire de ces affections, nous n'avons pas toutes les données du problème étiologique, car, pour rester dans le domaine que je me suis plus particulièrement proposé d'explorer, comment se fait-il que les végétations se développent chez certains individus alors que d'autres restent indemnes?

Il faut donc pour que la contagion se réalise que le parasite, pour se développer, rencontre un terrain propice.

Et comment faut-il entendre cette question du terrain?

Tous les auteurs sont unanimes à constater que pour que les végétations se développent, il faut que le malade présente des conditions personnelles spéciales.

Ces conditions ont été attribuées à une prédisposition particulière, une idiosyncrasie. On a fait également intervenir la diathèse herpétique, le lymphatisme, la scrofulose. Diday en fait des peaux à verrues. Enfin, Davasse en a fait une diathèse spéciale à laquelle il a donné le nom de sycose.

Je crois devoir rester dans un vague prudent en faisant de l'éclectisme, c'est-à-dire en attribuant à plusieurs des diathèses dénommées ci-dessus, la faculté de créer cette prédisposition morbide.

Le chapitre de l'étiologie des végétations peut donc se clôturer par la proposition suivante, à savoir que, comme dans toutes les maladies contagieuses, deux éléments la constituent : le terrain et le parasite. Le premier relève des diathèses ; le second de la bactériologie.

IX

Je crois avoir consigné, dans les pages précédentes, à peu près tout ce qui a été dit ou écrit de nouveau, dans ces quinze dernières années, sur l'étiologie, la pathogénie des végétations en y ajoutant quelques recherches personnelles.

En ce qui concerne le diagnostic, je serai très bref, car il a été magistralement établi par tous les auteurs qui se sont occupés de cette question.

Je ne veux relever qu'un point qui n'a été traité par aucun des auteurs que j'ai consultés et cités, c'est-à-dire la possibilité de prendre une végétation de l'urètre pour une blennorrhagie.

Cette erreur a été commise et c'est pour la signaler que je rapporte, en le résumant, le fait suivant.

OBSERVATION X

M. X..., 28 ans, lymphatique, voyageur de commerce, a eu une seule blennorrhagie il y a deux ans. Traité plus ou moins convenablement, elle a disparu au bout de trois ou quatre mois.

Six mois plus tard, c'est-à-dire deux mois après la cessation complète de l'écoulement, il a eu quelques végétations sur le gland et le prépuce, végétations qui ont été traitées, par un ami du malade, interne des hôpitaux de Paris, au moyen de l'électro-cautère et qui ont rapidement disparu.

Depuis cette époque, tous les deux ou trois mois, un léger écoulement se reproduit sans provocation aucune, affirme le malade, écoulement qui tache légèrement le linge et que plusieurs médecins consultés ont déclaré être le produit d'une urétrite chronique.

Assez insouciant de sa nature, il s'est contenté du diagnostic sans se préoccuper autrement du traitement prescrit.

Cependant, comme cette situation menace de se prolonger indéfiniment, que le jet de l'urine est tantôt franc, tantôt bifide, tantôt en tire-bouchon, que depuis un mois l'écoulement qui n'a jamais été et qui n'est pas actuellement douloureux est un peu plus abondant que d'ordinaire, X... vient me prier de le débarrasser de cette infirmite.

En pressant le canal pour ramener au méat une goutte de pus afin de l'examiner, je fais sourdre une goutte d'un liquide séreux tenant en suspension quelques grumeaux blanchâtres. Puis, celle-ci essuyée, apparaissent plusieurs gouttes de sang pur.

Stupéfaction du malade et.... du médecin. Je lui demande alors si c'est la première fois que ce phénomène se produit ou si, au contraire, il a quelquefois uriné du sang, s'il a de fréquentes envies d'uriner, s'il n'éprouve aucune douleur, soit au commencement, soit à la fin de la miction.

Le malade m'affirme de la façon la plus formelle que c'est la première fois qu'il aperçoit du sang, que depuis sa blennorrhagie il n'a jamais souffert en urinant. Il est vrai qu'il n'a jamais employé pour interroger son canal, l'énergie que je viens d'y mettre.

Réexplorant méthodiquement le canal, je sens, un peu plus bas que la fosse naviculaire, une tuméfaction qui n'est certainement pas le signe révélateur d'un chancre syphilitique car ce n'est pas une induration.

Ramenant derechef le liquide au méat en pressant le canal d'arrière en avant, et essuyant le sang ainsi obtenu à mesure de son apparition, je vois poindre deux petits grumeaux de la grosseur d'une tête d'épingle et qui, étalés sur une plaque porte-objets, paraissent être les débris d'une végétation.

Continuant cette manœuvre qui n'est absolument pas douloureuse, j'obtiens des débris plus volumineux et il ne saurait être douteux que la cause de cet écoulement est une végétation siégeant un peu plus bas que la fosse naviculaire, et que c'est elle qui donne au toucher cette sensation de tuméfaction.

Avec une petite curette tranchante, j'enlève encore de nombreux débris et je cautérise le point tuméfié avec le porte-caustique Lallemand.

Huit jours plus tard je revois le malade qui a vu son écoulement, de par le fait de la cautérisation, augmenter les trois jours suivants, mais depuis la veille il ne voit plus rien.

Une nouvelle exploration à la curette ramène encore deux débris de végétation, je pratique une deuxième cautérisation et quelques jours plus tard tout était terminé.

J'ai revu ce malade un mois après et la guérison est définitive.

Les végétations du canal de l'urètre ne sont pas absolument rares. J'en ai observé comme nombre de médecins, plusieurs fois au méat où leur diagnostic est des plus faciles.

Mais c'est la première fois que j'en constate l'existence dans l'intérieur même du canal.

Quoique leur présence y ait été signalée par quelques auteurs (Rollet, A. Martin, Pingaud) (1), je ne crois pas que la possibilité d'une erreur de diagnostic avec une urétrite chronique ait été constatée.

C'est à ce titre que j'ajoute ce paragraphe au chapitre du diagnostic.

---

(1) Un de mes anciens internes, le docteur L. Raynaud, actuellement mon collaborateur actif dans un travail en préparation sur *la lèpre chez les Kabyles,* me signale la note suivante qui a trait à mon sujet :

« Hermann Goldenberg, (*New Yorck med. journ.*, 9 mai 1891) donne, avec une observation de polype muqueux de l'urètre siégeant au niveau du bulbe, une deuxième observation de végétations de la fosse naviculaire en même temps qu'il y en avait sur le gland. Dans les deux observations le diagnostic avait été porté au moyen de l'endoscope. »

(Traduit par le docteur L. Raynaud, d'Alger).

X

J'aborde enfin la question du traitement avec la plus grande angoisse. On peut supposer en effet qu'il s'agit ici d'une révélation et que je vais enfin donner la formule du spécifique si ardemment désiré pour toutes les maladies possibles.

Il ne s'agit, dans tout ce qui va suivre, que du compte rendu fidèle et sincère d'une longue pratique.

J'écarte tout d'abord le traitement des masses végétantes. Il ressortit à la chirurgie et je serais bien empêché de conseiller, dans ces cas, le serre-nœud, l'écraseur, le thermo ou le galvano-cautère, le bistouri, etc., etc. Il appartient aux maîtres en ces matières de fixer les procédés.

J'ai soin, toutefois, de faire remarquer que ces cas chirurgicaux sont de plus en plus exceptionnels, les progrès de l'hygiène décidant les malades à se préoccuper plus sérieusement de leur état et à consulter plus tôt le médecin.

J'assigne donc à ce chapitre des limites plus restreintes et je ne parlerai que du traitement des végétations, d'un volume minime, à celui d'un haricot ou d'une fève.

Il est clair que cette gamme comprend la presque universalité des végétations, ce qui ne laisse pas que de satisfaire mon ambition.

Tous les auteurs font entrer le traitement des végétations dans les cinq procédés suivants :

La ligature;
L'excision;
Le curetage;
La cautérisation;
Les astringents.

La ligature, conseillée dans les cas où le pédicule est grêle (Diday, Zeisll, Rollet, quand on craint l'hémorrhagie), est rejetée par d'autres auteurs comme lente et douloureuse (A. Martin, Warton).

L'excision est incontestablement le procédé qui réunit le plus grand nombre de suffrages. Kaposi, Duhring le préconisent presque exclusivement.

Rien n'est plus simple, en effet; un coup de ciseaux et tout est dit. Malheureusement, il y a l'hémorrhagie. La végétation saigne facilement et abondamment. Il faut, en outre, qu'elle se prête à ce mode thérapeutique, c'est-à-dire qu'elle soit pédiculée; il faut encore que le malade fasse comme la végétation, ce qui n'est pas toujours commode, car il ne s'y résigne qu'en désespoir de cause, c'est-à-dire quand les autres procédés non sanglants ont échoué.

Lorsqu'on s'arrête à ce traitement, il est généralement conseillé de n'intervenir, avec les ciseaux ou le bistouri, que lorsque, pendant quelques jours, on aura, au moyen de liquides ou de poudres astringents, tanné, ratatiné la végétation. C'est alors que l'acétate de plomb, le tannin, le ratanhia, le perchlorure de fer, l'alun, le calomel, la pâte de résorcine de Kaposi (résorcine de 10 à 30; glycérine et vaseline, de chaque, 25), peuvent être fructueusement utilisés.

Lorsque ces précautions sont prises, l'écoulement sanguin est certainement moins abondant, plus facilement arrêté. Il n'en est pas moins vrai qu'il faut ensuite, une fois l'excision pratiquée, cautériser la surface d'implantation soit avec le nitrate d'argent (Duhring), soit avec le perchlorure de fer (Lesser), soit avec l'acide nitrique deux heures après (Diday).

Cette cautérisation a un double objet : arrêter définitivement l'hémorrhagie et empêcher la récidive. Le premier est généralement atteint ; quand au second, il est illusoire, car la récidive se reproduit aussi bien après l'excision et la cautérisation consécutive qu'après tous les autres procédés. Ceci est d'observation journalière.

Le curetage, conseillé par Rollet, A. Martin surtout, comme dans mon observation X pour les végétations de l'intérieur du canal, peut être employé dans d'autres régions (Lesser, Castillon), comme dans mon observation II. Ce n'est qu'une excision modifiée par la nature de l'instrument employé qui permet d'énucléer plus profondément le papillôme.

La cautérisation qui est un procédé très fréquemment employé, met aux mains du praticien la plus grande variété de substances :

Nitrate d'argent, nitrate acide de mercure, acides nitrique, sulfurique, acétique, chromique, phénique.

Le caustique sulfo-carboné de Ricord, la pâte de Vienne, le chlorure de zinc.

La solution de sublimé dans l'alcool et l'éther (1 °/₀), l'acide arsénieux (Zeisll).

Le thermo et le galvano-cautère ont été également préconisés.

Enfin les astringents constituent évidemment la méthode le plus souvent employée, parce qu'elle est celle qui effraie le moins, et même qui n'effraie pas du tout le malade.

La liste des astringents étant à peu près inépuisable, je ne dénommerai que ceux qui sont le plus fréquemment usités : calomel, perchlorure de fer, teinture d'iode, tannin, ratanhia, etc.

Mais la poudre la plus populaire, celle qui est conseillée par l'unanimité des médecins, surtout quand il s'agit de petites végétations, c'est le mélange de *poudre de sabine* et d'alun calciné.

J'en parlerai tout à l'heure.

Il me faut également mentionner, pour le déconseiller, le traitement par la teinture de *thuya occidentalis*.

J'avais lu, dans le travail de A. Martin, qu'un médecin hongrois, M. Breschet, disait avoir obtenu de bons résultats de l'emploi du thuya occidentalis.

Me trouvant dans le pays du thuya j'en fis préparer une teinture suivant la formule de ce médecin, par notre distingué pharmacien en chef, M. Valby.

Ce traitement fut appliqué, en 1887, à cinq malades et les observations prises par mon interne distingué, aujourd'hui docteur, M. L. Raynaud.

Son action sur les végétations fut absolument nulle, mais donnée à la dose de 20 à 40 gouttes par jour, la teinture de thuya fournit ce singulier résultat d'occasionner des érections excessivement longues, pénibles, douloureuses qui allèrent jusqu'à produire chez un malade du pénitis.

Ce fut, du reste, ce résultat inattendu qui me fit cesser ces expériences.

Cependant quelques années après et alors qu'il terminait ses examens à Paris, M. Raynaud m'ayant appris que M. Hallopeau, le savant médecin de St-Louis, avait parlé, dans une de ses leçons, du traitement des végétations par le thuya, traitement qui lui avait réussi, je repris mes essais.

J'y étais encore incité par un article de la *Revue générale de clinique et de thérapeutique* (1889) qui citait un certain nombre d'auteurs préconisant cette médication (1).

Dans cinq cas la teinture fut employée, *intus* à la dose de 2 à 4 grammes *et extra,* en application permanente, et au bout d'un mois les végétations continuaient à prospérer comme nombre et comme volume. Dans deux cas les malades eurent des érections gênantes pendant quelques jours, érections qui s'apaisèrent malgré la continuation du traitement.

Ce deuxième insuccès me fit renoncer définitivement à cette médication.

Je n'insiste pas plus longuement sur l'énumération des nombreuses substances qui ont été préconisées tour à tour, je veux simplement essayer une critique de ces diverses méthodes.

La *ligature* pour les végétations de moyenne grandeur ne peut être appliquée que sur celles qui sont pédiculées. C'est donc un procédé à indications restreintes et comme il est toujours douloureux il doit être abandonné.

L'*excision* qui est le procédé désigné par presque tous les auteurs comme procédé de choix, ne me paraît pas justifier cette préférence.

Elle est douloureuse malgré la cocaïne qui ne peut insensibiliser efficacement qu'employée en injection

---

(1) Menier, *Thèse de Paris*, 1880. — Chéron, *Revue médico-chirurgicale des mal. des femmes*, 1884. — Baratoux, *Société de médecine pratique*, 26 avril 1888, rappelant que Mauriac et C. Paul l'ont employé avec succès et qu'en Bretagne c'est un remède populaire.

hypodermique, ce qui constitue une véritable opération; elle laisse une plaie simple sans doute, mais qui exige un traitement spécial plus ou moins long. Si les végétations sont nombreuses et agglomérées, cette plaie peut être très étendue, et si les végétations sont isolées l'excision devra être répétée d'autant, ce qui multipliera les plaies et augmentera la douleur.

A tous ces titres elle répugne au malade.

Le *curetage,* ainsi que je l'ai déjà dit, n'est qu'une forme spéciale d'excision, il en présente donc tous les inconvénients. Il répond cependant à une indication formelle et seul il peut être employé dans le traitement des végétations du canal de l'urètre.

L'emploi du thermo et du galvano-cautère que je n'ai jamais expérimenté, me paraîtrait théoriquement, plus justifié. Malheureusement ce procédé exige un appareil assez compliqué et l'assistance d'un aide. Il me paraît donc peu pratique.

La *cautérisation* se pratique au moyen de pâtes ou de liquides. Celles-là ne sont pas facilement applicables surtout lorsque les végétations sont pédiculées et ceux-ci, difficilement disciplinables dans leur action, ne sont pas sans présenter de sérieux dangers comme la solution concentrée de sublimé, d'acide arsénieux, l'acide chromique (1).

Tous enfin, pâtes et liquides, exigent un temps assez long et laissent, une fois la végétation détruite, une plaie plus ou moins étendue selon le nombre et la dimension des végétations qui exige, comme dans le procédé de l'excision, un traitement spécial.

---

(1) Un cas mortel P. W. White (de Philadelphie), in *Semaine médicale* 1889.

Si encore, un quelconque de ces procédés mettait à l'abri des récidives, son emploi s'imposerait fatalement. Mais il n'en est pas ainsi ; l'excision, pas mieux que le curetage ou les cautérisations, n'empêche la repullulation des papillomes, et Diday a-t-il pu dire avec raison que, dans certains cas, il faut désarmer et tout attendre d'un changement opéré dans l'organisme.

Restent les *astringents* et parmi eux ce sont les poudres qui constituent un procédé qui a au moins pour lui d'être inoffensif, facilement applicable et tout aussi efficace que ceux dont je viens de parler. Peut-être exige-t-il un temps un peu plus long.

De toutes les poudres employées celle qui est préconisée par tous les auteurs ainsi que je l'ai déjà dit, est le mélange de poudre de sabine et d'alun calciné.

Après avoir essayé tous les procédés dont je viens de parler et recueilli les inconvénients que j'ai signalés, je m'étais arrêté à ce mélange qui me donnait des résultats à peu près toujours certains, mais qui exigeait vraiment, de la part du malade, une dose assez grande de patience.

Dans l'observation de verrues confluentes des deux jambes que j'ai déjà rappelée et publiée dans les commencements de 1889, j'avais obtenu une guérison très rapide avec l'emplâtre salicylé d'E. Vidal, alors que nombre d'autres préparations avaient échoué.

Cette guérison m'engagea à substituer l'acide salicylique à l'alun dans le traitement des végétations.

Il y a de cela cinq ans (c'est à-dire après mes expériences sur la teinture de thuya), et depuis j'ai toujours employé le mélange par parties égales de poudre de sabine et d'acide salicylique, les résultats obtenus sont certainement plus satisfaisants qu'avec tout autre procédé.

Je parle des végétations qui ont le volume le plus minime jusqu'à celui d'une noisette, qu'elles soient sessiles ou pédiculées, isolées ou agglomérées, peu importe, c'est toujours le même mélange que j'emploie et en un mois environ, lorsque le pansement *est bien fait*, j'obtiens leur disparition.

Par le fait la récidive est impossible, car à mesure que de nouvelles végétations apparaissent, la poudre les attaque comme les autres et elles en subissent le sort.

Du reste, voici le *modus faciendi* :

J'engage le malade à faire deux pansements par jour au minimum et trois si la chose est possible, de manière à ce que la végétation soit constamment imprégnée de poudre.

Le malade prend un bain local dans une tasse d'eau chaude à laquelle il ajoute une cuillerée à café de liqueur de Van-Sviéten; si les végétations occupent l'anus ou ses environs, c'est un bain de siège que prend le malade, bain de siège peu copieux, c'est-à-dire suffisant pour baigner les tumeurs, et dans lequel il ajoute de trois à quatre cuillerées à bouche de la même solution. Ce bain de quelques minutes a pour but de permettre l'effritement des papillômes attaqués par la couche de poudre précédemment appliquée et de maintenir la région aussi aseptique que possible.

Le bain pris, on essuie en tamponnant avec de l'ouate hydrophile ou de la tarlatane désapprêtée au Van-Sviéten. On applique ensuite la poudre avec les doigts en ayant soin de la faire pénétrer, par des pressions appropriées, dans toutes les anfractuosités que peut présenter le papillôme; puis, si les végétations siègent dans le sillon balano-préputial, on recouvre simplement; si le prépuce est absent ou si elles siègent sur le gland ou ailleurs, on enveloppe la région saupoudrée d'une petite compresse de tarlatane désapprêtée et on fixe.

Je recommande au malade de bien surveiller les alentours de la région envahie, de manière à attaquer celles qui feraient mine d'apparaître.

Je le répète, en un mois, les végétations de moyen volume disparaissent par effritement, et la récidive ne peut pas se produire.

J'ai cependant vu, dans quelques cas, de nouvelles végétations se montrer alors que les autres avaient disparu et que tout traitement avait été suspendu depuis plus d'un mois. Dans ces cas, le malade, que j'ai soin de prévenir de cette éventualité, se surveille et en a rapidement raison.

Ce procédé, qui n'est ni nouveau, ni extraordinaire, puisque, en somme, il consiste simplement à substituer l'acide salicylique à l'alun calciné dans la poudre classique (1), a l'avantage de n'occasionner aucune douleur; il ne s'adresse qu'à la végétation et n'a aucune action nocive sur les parties environnantes.

Pour que les tissus sains soient légèrement érodés dans des cas exceptionnels, il faut que le mélange des

---

(1) Je n'ignore pas que l'acide salicylique a été employé dans ces cas par d'autres praticiens. Le Dr Ciro Urcioli (de Panama) badigeonne deux fois par jour les végétations avec un pinceau fin trempé dans un mélange de deux grammes d'acide salicylique et 30 grammes d'acide acétique et qu'il en a obtenu des effets extraordinaires, puisque quelques badigeonnages lui ont suffi pour en avoir raison. (*Semaine méd.*, 1890). J'ai employé ce procédé sans obtenir les résultats annoncés, et je lui adresse les mêmes reproches qu'aux autres liquides caustiques, c'est-à-dire qu'il est impossible de limiter son action.

deux substances n'ait pas été convenablement effectué. J'ai vu ce phénomène se produire dans quelques rares circonstances et il m'a suffi de signaler cette faute de préparation pour faire cesser ces petits accidents.

Je me résume :

Les *masses végétantes* regardent la chirurgie, car elles nécessitent une véritable opération avec anesthésie.

Les autres végétations peuvent toujours être attaquées, et presque constamment avec succès, par la poudre de sabine et d'acide salicylique. Pour les malades, c'est une question de patience dont ils prennent d'autant plus facilement leur parti qu'en regard des autres procédés qui exigent un temps presque aussi long avec la circonstance aggravante d'être douloureux, celui que je préconise est simple, commode, inoffensif, indolore et ne les condamne pas à une abstinence qui est, pour la plupart d'entre eux, un véritable supplice.

Je ne saurais terminer ce chapitre du traitement sans dire un mot de cette opinion qui a généralement cours dans le vulgaire, qu'une fois les plus grosses verrues ou végétations enlevées, les autres disparaissent spontanément.

Diday est absolument affirmatif sur ce point : « recommandez alors, dit-il page 347, au malade de commencer par les plus grosses (cautériser) ; il arrive parfois que celles-ci détruites, les autres tombent spontanément. La *mère* entraîne toute la famille dans sa ruine. »

Besnier et Doyon restent sur la réserve :

« Il est un point sur lequel nous avons été aussi malheureux dans nos résultats (thérapeutiques) ; nous voulons parler de cette proposition fréquemment renouvelée qu'en détruisant *une verrue seulement,* on voyait les autres disparaître. Jamais nous n'avons pu faire cette constatation.

» Peut-être arrivera-t-on à comprendre ces faits contradictoires, si l'on veut bien remarquer que les verrues ne sont pas éternelles, qu'elles subissent *très souvent,* des régressions *rapides* et qu'elles finissent *toujours* par disparaître, car on trouve dans l'âge adulte bien peu de traces des verrues communes de la jeunesse. » Page 55.

Mais Daniel Mollière qualifie bien sévèrement cette recommandation : « Nous ne devons pas non plus nous arrêter, dit-il, page 473 *loc. cit.*, à l'examen de cette singulière superstition qui décore du nom de *mère* une verrue ou végétation et dont l'extirpation serait suffisante mais indispensable pour la guérison de toutes les autres. »

De ce qu'un fait n'est pas *actuellement* susceptible d'une explication satisfaisante, entre-t-il fatalement dans le domaine de la superstition ?

Dans mon observation II le malade, atteint de nombreuses végétations du cuir chevelu datant de 15 à 18 mois et contre lesquelles tous les traitements ont échoué, les voit disparaître en 15 jours une fois que les deux végétations, que j'ai qualifiées de *végétations mères,* ont été enlevées et après l'application de la poudre de sabine et d'acide salicylique. Je n'y attache pas autrement d'importance mais il faut bien convenir que si la disparition des végétations mères n'est pour rien dans cette guérison rapide, l'effet de la poudre a été, dans cette circonstance, véritablement merveilleux.

On peut également admettre, comme interprétation de ce phénomène, le résultat des recherches de Kühnemann, donné pas Besnier et Doyon :

« Il est probable que les bacilles (trouvés par l'auteur), après un long séjour dans les cellules, ne trouvent plus les mêmes conditions favorables pour leur existence, ce qui expliquerait leur rareté dans les verrues anciennes.

» Ainsi s'expliquent la disparition subite des verrues ainsi que leur naissance et leur évolution ultérieure autrefois si énigmatique (Pag. 47, 2e vol.). »

Je ne saurais mieux terminer ce chapitre qu'en reproduisant, à titre purement documentaire, un traitement des végétations que le Dr Gibert, qui l'a employé, fait connaître par une note publiée dans les *Annales de Psychiatrie* (janvier 1893), et que je copie dans la *Revue scientifique* (tome 51, page 187, 1893), et l'*Écho médical*, 1892, page 617), qui l'extrait lui-même de la *Normandie médicale :*

PROLIFÉRATION EXTRAORDINAIRE DE VERRUES SUR LA FACE DORSALE DES DEUX MAINS. — SUGGESTION. — GUÉRISON, par M. le Dr GIBERT.

Il y a quatre ans, je soutenais à mon ami P. Janet que la suggestion à l'état de veille était capable de faire disparaître même des produits pathologiques organisés. Il m'en niait la possibilité

Je choisis un jeune garçon de treize ans qu'on m'avait conduit au dispensaire, parce qu'il avait été renvoyé de l'école primaire et parce que, non seulement il ne pouvait plus écrire, mais encore il ne pouvait plus se servir de ses mains pour manger.

En effet, la face dorsale des deux mains était occupée tout entière par une multitude de verrues qui se sont développées jusqu'aux ongles, qu'elles entourent ; tous les doigts sont pris. Les verrues cessent au pli de la peau qui sépare la main du poignet Rien à la face palmaire. En réalité, la peau des deux mains n'existe plus ; pas un seul interstice de peau saine entre les verrues ; de telle sorte que les doigts ne peuvent être fléchis, et qu'en réalité l'enfant est réduit à un état d'infirmité complet.

Je réunis au dispensaire un certain nombre de médecins et M. P. Janet, pour qui la démonstration était préparée. Je leur demandai une seule chose : c'était d'être aussi sérieux et solennels que moi, et de ne pas rire.

Le cercle formé, je pris l'enfant par les deux mains, que je regardai comme pour bien les étudier, puis fixant les yeux du sujet, je lui demandai à haute et forte voix : Veux-tu être guéri ? — Comme il me répondait mollement, j'imprimai à plusieurs reprises la question dans son cerveau en la répétant avec une certaine violence, jusqu'à ce qu'il me répondît avec un accent de conviction : Oui, monsieur, je veux être guéri — Alors, dis-je, prends garde ! je vais te laver avec de l'eau bleue, mais si dans huit jours tu n'es pas guéri, je te laverai avec de l'eau jaune. Cécile, apportez-moi de l'eau bleue. — Puis, je lui badigeonnai les mains avec une eau quelconque légèrement bleuie, et je l'essuyai avec soin.

Huit jours après, les verrues avaient complètement disparu, sauf deux ou trois qui semblaient être restées comme témoins de l'état antérieur. — Je pris le bonhomme comme la première fois, et je lui fis les plus vifs reproches de ce que toutes les verrues n'avaient pas disparu. Je le badigeonnai avec de l'eau jaune qui lui procura une douleur imaginaire de forte brûlure.

Quelques jours après, la peau était partout intacte, et l'enfant reprit sa vie ordinaire.

C'est ainsi qu'un produit inoculable, comme la verrue, peut disparaître par simple influence morale ou mentale. — Toutes les guérisons du fameux zouave Jacob ou de n'importe quel thaumaturge s'expliquent de cette manière.

Et puisque j'en suis au traitement des verrues par l'hypnotisme, je reproduis également, toujours à *titre documentaire*, la note suivante que je trouve encore dans la *Revue scientifique* (1893, tome 51, page 253).

A propos du fait précédent l'auteur de cette note dit :

« Or on lit une histoire semblable dans l'ouvrage de M. Delbœuf, intitulé : *L'Hypnotisme devant les Chambres législatives belges* (Paris, Alcay, 1892). Voici le passage :

« J'ai, toutefois, à conter une histoire extraordinaire et que je certifie authentique. Un voisin de campagne, qui fréquentait ma maison, était affligé depuis plusieurs années d'une verrue grosse comme une petite demi-noix, qui avait élu domicile à l'origine du pouce. Que n'avait-il pas fait pour s'en débarrasser ? Mais onguents, ablations, cautérisations, tous les remèdes possibles avaient été impuissants. Au contraire, la verrue grossissait de semaine en semaine. On lui parla d'une vieille femme des environs *qui signait* les verrues. Mais lui était un mécréant fieffé. Il finit cependant par y aller. La sorcière fait ses simagrées, demande de l'argent pour faire une neuvaine je ne sais pas où. Mon homme revient toujours incrédule, mais content à l'idée qu'on ne lui sciera plus le dos avec la vieille. Et le neuvième jour, la verrue tombait ! »

Pas de réflexions, n'est-ce pas ?

XI

Si la nature de ce travail comportait quelques conclusions, je les formulerais de la façon suivante :

Les *végétations*, les *verrues* et le *molluscum contagiosum* relèvent de la *même étiologie parasitaire* ;

Cet agent microbien, non encore décelé par la bactériologie, existe incontestablement de par la clinique ;

Toutes les probabilités semblent établir que ce parasite est une coccidie.

Le traitement, par l'excision et les cautérisations, doit être la grande exception ;

L'application des poudres et surtout celle d'acide salicylique et de sabine, suffit amplement à remplir la presque totalité des indications.

BIBLIOGRAPHIE DES AUTEURS CITÉS

A. MARTIN. — *Annales de Dermatologie*, 1873.

PINGAUD. — *Dictionnaire encyclopédique des sciences médicales.* — Tome XIX, 1re série, 1876.

JAMES C. WHITE. — *Encyclopédie internationale de chirurgie.* — Tome III, page 12.

Daniel MOLLIÈRE. — Art. Papillôme. — *Dictionnaire encyclopédique*, 2e série. — Tome XX, page 472.

CULLERIER. — *Précis iconographique des maladies vénériennes.* 1866.

DIDAY et DOYON. — *Thérapeutique des maladies vénériennes et des maladies cutanées.* 1876.

ZEISLL. — *Traité clinique et thérapeutique des maladies vénériennes.*

DUCREY et Marius ORO (de Naples) — *Communication au Congrès international de dermatologie de Vienne.* 1892. — *Annales de dermatologie*, 1892. — Page 1038.

WHARTON. — *Encyclopédie internationale de chirurgie.* — Tome III.

CORNIL et BABÈS. — *Les Bactéries* (2e édition), 1886.

DARIER. — *Annales de dermatologie*, 1888. — Page 617.

F. EKLUND (de Stokholm). — *Journal des maladies cutanées*, 1892. — P. 248.

DUHRING. — *Traité pratique des maladies de la peau*, traduction Barthélemy et Colson, 1883.

JULLIEN. — *Traité pratique des maladies vénériennes.*

FOURNIER. — *Semaine médicale*, 1881.

KAPOSI. — Traduction E. Besnier et Doyon (2e édition).

ROLLET. — *Traité des maladies vénériennes*, 1875.

REVUE GÉNÉRALE *de clinique et de thérapeutique*, 1889.

Alger. — Typographie Adolphe Jourdan.

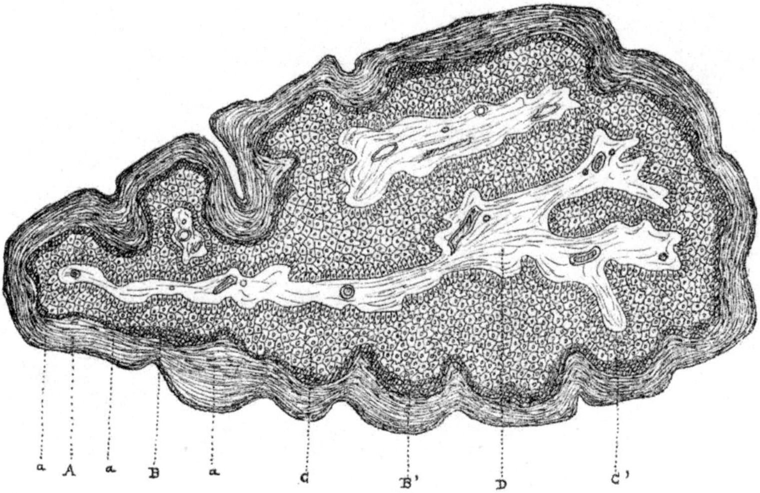

Fig. 1.

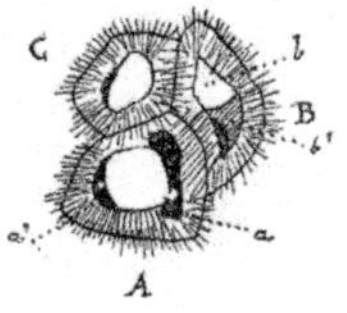

Fig. 2.

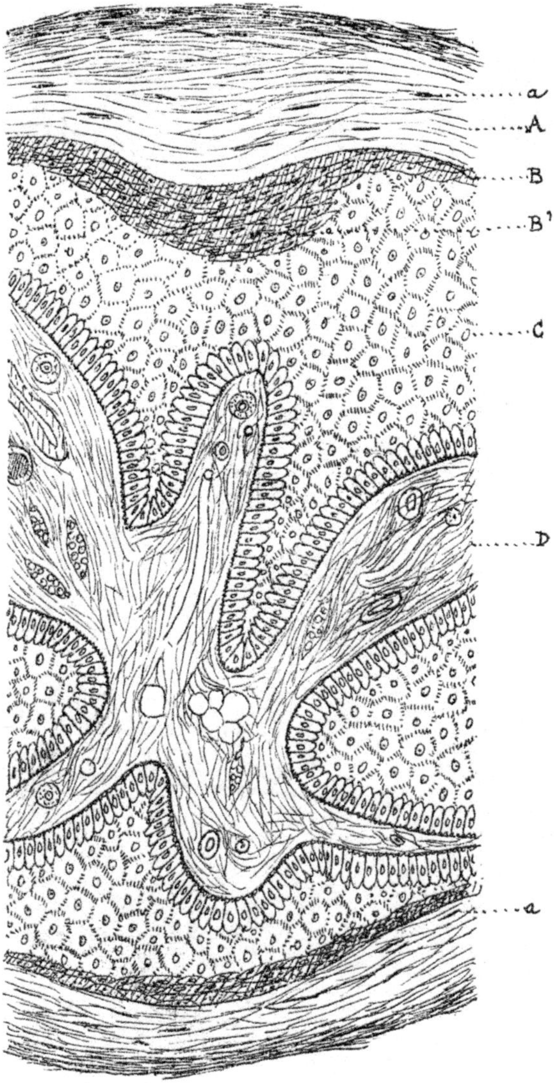

Fig. 3

Printed in Dunstable, United Kingdom

91230889R00047